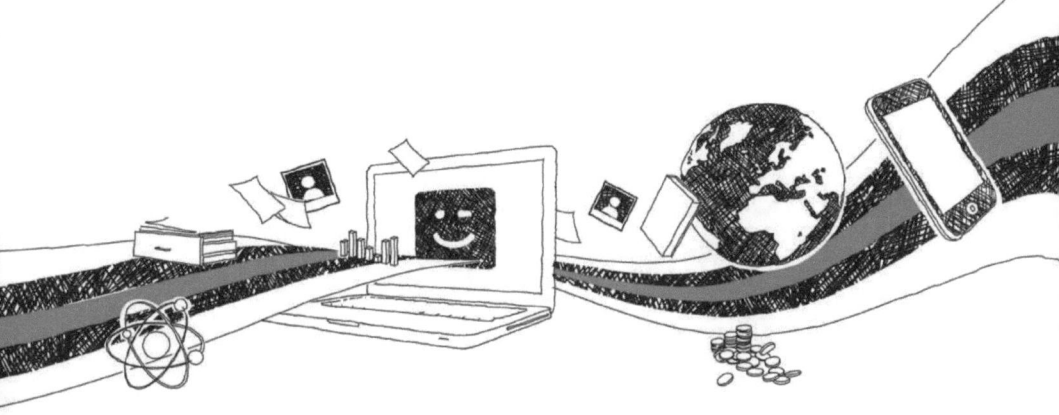
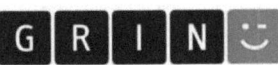

Auswirkung eines hohen Kohärenzgefühls auf den Krisenverlauf nach Schuchardt bei Menschen mit chronischen Erkrankungen

Alexandra Brunet

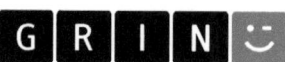

Bibliografische Information der Deutschen Nationalbibliothek:

Die Deutsche Nationalbibliothek verzeichnet diese Publikation in der Deutschen Nationalbibliografie; detaillierte bibliografische Daten sind im Internet über http://dnb.d-nb.de abrufbar.

ISBN: 9783346441614
Dieses Buch ist auch als E-Book erhältlich.

© GRIN Publishing GmbH
Nymphenburger Straße 86
80636 München

Druck und Bindung: Books on Demand GmbH, Norderstedt Germany
Gedruckt auf säurefreiem Papier aus verantwortungsvollen Quellen

Das Buch bei GRIN: https://www.grin.com/document/1033801

Inhaltsverzeichnis

1 Einleitung

Deutschland wird alt. Die Behauptung drängt täglich über die Medien (vgl. Mihm 2009) und in Form von gesundheitsbezogenen oder statistischen Berichten (vgl. Pötzsch/Rößger 2015). Sie sorgt für Kontroversen, Diskussionen, Zukunftssorgen, Polemik, politische und soziale Debatten.

Im Weltbericht zum Thema Altern und Gesundheit der Weltgesundheitsorganisation (WHO) von 2015 heißt es,

> *„auf biologischer Ebene geht das Altern mit einer Vielzahl kumulativer molekularer und zellulärer Schäden einher. Im Laufe der Zeit führen diese Schäden zu einer allmählichen Minderung der physiologischen Reserven, zu einer höheren Anfälligkeit für zahlreiche Krankheiten und zu einem allgemeinen Nachlassen der intrinsischen Kapazität des Individuums."* (World Health Organisation 2016, S. 12)

Das Altern führt zu einem Anstieg von (chronischen) Krankheiten (vgl. Robert Koch-Institut 2012, S. 67–68) verknüpft mit einer Minderung der Regenerationsfähigkeit des Organismus, zu einer höheren Rate von Multimorbidität (vgl. Lippke/Renneberg 2006, S. 11) sowie einem allgemeinen Zerfall der physischen und psychischen Reserven des Individuums. Alle diese Faktoren tragen eine wichtige soziale Komponente in sich: Sie führen zu höheren Kosten für die Sozialversicherungsträger, zu sozialer Isolierung, Singularisierung und Feminisierung der Gesellschaft (vgl. Pötzsch/Rößger 2015, S. 11). Durch aktuelle gesundheitswissenschaftliche Erkenntnisse konnte außerdem ein Anstieg an chronischen Erkrankungen festgestellt werden, die im direkten Zusammenhang mit der modernen Gesellschaft und ihrer Lebensweise stehen und eine zusätzliche Belastung und Anforderung für die Gesellschaft darstellen (vgl. Homfeldt/Sting 2006, S. 14).

Soziale Arbeit hat in diesem Kontext unter anderem die Aufgabe, die Menschen, die sich in diesem Zustand befinden, trotz chronischer Erkrankung, eine bestmögliche soziale Teilhabe und Wohlbefinden zu ermöglichen. Sie greift da, wo die Ressourcen einer Person nicht mehr ausreichen, um sich selbst zu helfen. Zwischen Gesundheit und Sozialer Arbeit besteht eine Wechselwirkung, da zum einen der Gesundheitszustand eines Menschen die Methoden und Möglichkeiten der Sozialen Arbeit stark beeinflussen und zum anderen die Gesundheitslage eines Menschen selbst zu sozialen Problemen führen kann. Schließlich hängen die soziale Lage und der Gesundheitszustand voneinander ab. Somit hat die Soziale Arbeit die Aufgabe, sich nicht nur mit Zusammenhängen zwischen sozialen und gesundheitlichen Problemen zu beschäftigen, sondern auch aktiv in der Prävention und Gesundheitsförderung zu agieren (vgl. Hafen 2013, S. 35).

Eine chronische Erkrankung erfordert eine ganzheitliche biografische Betrachtung der Betroffenen, deren subjektiven Gesundheits- und Krankheitsverständnisses sowie der subjektiven Ressourcen zur Krisenbewältigung. Das soziale Umfeld der Betroffenen stellt dabei eine wichtige Komponente dar. Es kann auf die Situation der Betroffenen fördernd wirken, aber auch beeinträchtigend, manchmal sogar stigmatisierend, was für die kranken Menschen zu einer erheblichen Minderung der Lebensqualität führt (vgl. Stürmer/Salewski 2009, S. 263–264). Der unheilbare Aspekt der chronischen Krankheit verlangt nach „eine[r] Verzahnung der verschiedenen Stadien der Krankheitsbearbeitung und -bewältigung" (Homfeldt/Sting 2006, S. 15), eine Aufgabe, die nur durch eine interdisziplinäre, kooperative Zusammenarbeit der verschiedenen Disziplinen des Gesundheitswesens, an dem auch die Soziale Arbeit beteiligt ist, zu erfüllen ist. Das Ziel der spezifischen Maßnahmen und Methoden der Sozialen Arbeit ist weniger die Beseitigung der Symptome einer chronischen Erkrankung als die langfristige Verbesserung der gesundheitlichen Lebensqualität. Die Lebensqualität setzt sich zusammen aus der finanziellen Komponente sowie aus dem subjektiven Erleben und Wohlbefinden[1], das die Betroffenen im Zusammenhang mit ihrer Erkrankung wahrnehmen.

Wie die Soziale Arbeit ihre Methoden einsetzt, wie sie in gesundheitsbezogenen Situationen agiert, steht in einem starken Zusammenhang mit dem Verständnis von Gesundheit und Krankheit. Eine Erweiterung des heutigen allgemein akzeptierten pathogenetisch-orientierten Denkens ist notwendig, da Gesundheit mehr als die Abwesenheit von Krankheit ist. Sie ist ein Konstrukt aus psychischen, sozialen und ökonomischen Faktoren, die sich permanent gegenseitig beeinflussen (ebd.).

1.1 Zielsetzung

In diesem Kontext stellt sich die Forschungsfrage: Welche Auswirkungen hat ein hohes Kohärenzgefühl auf den Krisenverlauf nach Erika Schuchardt bei Menschen mit chronischen Erkrankungen?

---

[1] Vgl. World Health Organisation (2006, S. 1) Definition der Gesundheit: „Health is a state of complete physical, social and mental well-being and not merely the absence of disease or infirmity".

Das Kohärenzgefühl (Sense of Coherence = SOC) wurde von dem israelischen Medizinso-ziologen Aaron Antonovsky im Rahmen eines neuen Gesundheitsmodell, der Salutogenese, veröffentlicht. Im Rahmen des Modells der Salutogenese plädiert Antonovsky für eine neue Perspektive bei der Betrachtung von Gesundheit und Krankheit; es soll eine komplementäre Ansicht zur dominierenden pathogenetischen Orientierung darstellen (vgl. Antonovsky 1997, S. 29–30). Antonovsky stellt sich nicht die Frage: *Was macht die Menschen krank?*, wie sie in der Pathogenese üblich ist, sondern fragt: *Was hält die Menschen gesund?*. Ge-sundheit und Krankheit sind demzufolge nicht als zwei gegenüberliegende Pole zu verste-hen, sondern als ein Kontinuum, wobei die beiden extreme Pole – völlige Gesundheit und völlige Krankheit – nicht zu erreichen sind. Solange ein Mensch am Leben ist, hat er sowohl gesunde als auch kranke Anteile. Salutogenese versucht mit Hilfe seines Kernstücks, des Kohärenzgefühls, ein neues Verständnis des Begriffs der chronischen Erkrankung zu schaf-fen und gleichzeitig eine neue Perspektive in der Betreuung von Betroffenen zu ermöglichen.

Eine chronische Erkrankung stellt fast immer eine Krise für die Patienten_innen dar, die in der Fachliteratur durch die sogenannten Trauer- und Krisen-Bewältigungsmodelle erläutert und visualisiert wird (vgl. Franke 2012, S. 260). Eines dieser theoretisch-empirischen Kri-senverarbeitungsmodelle wurde von der deutschen Soziologin und Psychologin Erika Schuchardt entwickelt. Dieses Modell bietet im Vergleich zu ähnlichen Modellen eine kom-plexere und ausdifferenziertere Betrachtung der Krise, da die Autorin acht statt fünf Phasen der Krisenverarbeitung definiert und somit ein besseres Verständnis des Konzepts der Kri-senverarbeitung schafft. Die Krise wird dabei als ein Lernprozess gesehen, welcher letztend-lich dazu führen soll, dass die Betroffenen die Krise überwinden, mit der Krise leben können und sich sozial für andere Betroffene engagieren.

In der vorliegenden Arbeit wird bewusst auf eine Definition von *Krise* verzichtet, da die Bedeutung des Begriffes nicht von einer einzigen Definition erfasst werden kann. Eine Krise ist ein komplexer Prozess, der sowohl emotionale als auch kognitive Aspekte beinhaltet. Aus diesem Grund wird Krise anhand eines komplexen Krisenmodells dargestellt.

1.2 Abgrenzung und Aufbau der Arbeit

Die vorliegende Arbeit beschäftigt sich mit der Erfassung des SOC und dessen möglichen Auswirkungen auf das Krisenverarbeitungsmodell nach Schuchardt. Sie basiert auf einer reinen Literaturrecherche, die im Rahmen einer Seminararbeit vorgeschrieben ist.

Das Modell der Salutogenese wird nur marginal bearbeitet, die weiteren Bestandteile des Modells konnten im Rahmen dieser Arbeit nicht berücksichtigt werden. Aus demselben Grund wird die Krise nur aus der Perspektive eines Menschen mit chronischer Erkrankung betrachtet. Schuchardts Krisenverarbeitungsmodell bezieht sich auf ein breites Spektrum von Krisensituationen, nicht nur auf die Krise, die von einer chronischen Erkrankung verursacht wurde, sondern auch auf andere kritische Lebensereignisse und -umstände, beispielsweise die Geburt eines Kindes mit Behinderung, Tod, Trauer nach einem Verlust oder auf den Übergang von Erwerbstätigkeit zur Pensionierung.

Um die Frage nach möglichen Korrelationen und Auswirkungen zwischen dem Kohärenzgefühl und Schuchardts Modell beantworten zu können, werden in den folgenden Kapiteln das Krisenbewältigungsmodell nach Schuchardt und das Kohärenzgefühl definiert, erläutert und kritisch betrachtet. Auch die Implikationen und Korrelationen zur Sozialen Arbeit werden dargestellt und diskutiert. Im Fazit wird, nach einer kurzen Zusammenfassung der wichtigsten Aspekte dieser Arbeit, die Fragestellung beantwortet.

2 Krisenverarbeitungsmodell nach Schuchardt

Von Beginn ihres Berufslebens an beschäftigte sich Schuchardt mit dem Thema Integration und Krisenverarbeitung. Aus der ausführlichen Auseinandersetzung mit über 6 000 Selbstbiographien aus den Jahren 1900 bis ca. 2000 resultierte ein das Krisenverarbeitungsmodell, die sogenannte Krisenspirale (vgl. Schuchardt 2003, S. 137). Durch ihre Recherchearbeit konnte sie in der Krisenverarbeitung ihrer Probanden_innen Kongruenzen und Gesetzmäßigkeiten feststellen (ebd.). Die Ergebnisse weisen darauf hin, dass in den meisten Fällen ein wiederkehrender, spiraliger Phasenprozess in der Krisenverarbeitung auftritt und die Reihenfolge dieser Phasen meist dem gleichen Muster folgt (vgl. Schuchardt 1988, S.27). Dieses Muster wurde zur Grundlage ihres Modells der Krisenverarbeitung, das sie mit Hilfe einer achtphasigen Krisenspirale dargestellt hat. Die Spirale beschreibt einen emotional-kognitiv-dynamischen Lernprozess während der Krisenbewältigung, die letztendlich zu einer inneren Entwicklung führt, in deren Verlauf jedoch Stagnation, Regression oder Unabgeschlossenheit möglich ist (vgl. Schuchardt 2003, S. 139). Die Autorin betont, dass eine erfolgreiche Bewältigung der Krise keine autonome Selbstleistung der Betroffenen ist und allein der Glaube, dass sie eine wäre, eine Selbsttäuschung ist, die zum Misserfolg führt (vgl. Schuchardt 2003, S. 122).

Damit verdeutlicht Schuchardt, wie bedeutsam in der Krisenverarbeitung ein gesundes soziales Leben ist. Bei einem lückenlosen Verlauf der Krisenspirale wird die soziale Integration als Sollzustand erreicht (vgl. Schuchardt 2003, S. 139).

Nach der intensiven Auseinandersetzung mit diversen Krisensituationen ihrer Probanden_innen – chronische Krankheiten, Krebs, Trennung, Behinderung oder Gewalt – fand Schuchardt heraus, dass die menschliche Seele einer Regel in der Krisenverarbeitung folgt. Diese Regel wird zur Verdeutlichung in acht Phasen geordnet und diese werden wiederum in drei Stadien aufgeteilt: Eingangs-, Durchgangs- und Zielstadium (vgl. Schuchardt 1988, S. 27).

2.1 Das Eingangsstadium

Im Eingangsstadium erfahren die Betroffenen zunächst eine Auseinandersetzung mit der Krise und haben noch keinen Überblick über sie und kein Verständnis von ihr. Die Betroffenen befinden sich in einer kognitiven, fremdgesteuerten Dimension, die in zwei Phasen geteilt wird: Ungewissheit und Gewissheit (vgl. Schuchardt 1988, S. 31).

Eine chronische Erkrankung beginnt mit einem Schock, der Phase der Ungewissheit. Der Krisenauslöser, je nach Erkrankung unterschiedlich, führt dazu, dass die Betroffenen in einem halbbewussten Zustand ahnen, dass etwas mit ihnen nicht stimmt. Je nach Symptom pendeln sie zwischen Unwissenheit *Was soll das schon bedeuten...?*, Unsicherheit *Hat das doch etwas zu bedeuten...?* und die Unannehmbarkeit *Das muss doch ein Irrtum sein...?* (vgl. Schuchardt 2003, S. 144). Das Hauptmerkmal dieser Phase ist das Umkreisen der Krise, die Tendenz, die Krise zu leugnen, zu verdrängen, als Reaktionsmuster und Abwehrmechanismus zur panischen Angst vor dem Unbekannten. Die Zweifel mehren sich und Unsicherheit kommt auf (ebd., S. 143). Schuchardt erkannte, dass bereits ab diesem Zeitpunkt eine Prozessbegleitung sinnvoll ist, um eine ungünstige Verlängerung dieser Phase und vor allem einen „akuten Abbruch der Krisenverarbeitung mit Tendenz zu sozialer Isolation zu verhindern" (ebd., S. 145). Dabei kann ein falsch verstandenes Verschonen den Prozess der Leugnung verstärken. Nur durch Offenheit und Gesprächsbereitschaft kann ein(e) Begleiter_in diesen Prozess in die richtige Richtung lenken.

Die zweite Phase gleicht der Diagnosestellung. Sie ist durch eine verneinende Bejahung gekennzeichnet, da die Betroffenen diese Phase als *Ja, aber das kann doch nicht sein...?* ausdrücken. Um ihr Leben weiterführen zu können, müssen die Betroffenen als Schutzmechanismus die Krise immer wieder leugnen.

Dieser Dualismus zwischen kognitivem Ja und emotionalem Nein schafft einen Abstand zur Diagnose, eine Ressource, um den eigenen Weg fortsetzen zu können (ebd.). Eine empathische Begleitung ist in der Phase der Gewissheit von großer Bedeutung. Ein Gespräch über die reale Situation soll eine Verbindung zwischen der kognitiven und der emotionalen Wahrnehmung der Krise schaffen. Ob ein solches Gespräch stattfinden kann, ist von der Bereitschaft der Betroffenen abhängig. Der Informationsgehalt ist in dieser Phase nicht entscheidend, vielmehr, ob die Information angenommen werden kann. Das stellt hohe Anforderungen an die Kommunikationsfähigkeit und Belastbarkeit des(r) Betreuers_in. Bei einer erfolgreichen Begleitung können die Bewältigungsressourcen der Betroffenen in Gang gesetzt werden. Die reale Situation wird dann entweder rational zur Kenntnis genommen, während die Gefühle unterdrückt werden, oder sie wird emotional aufgenommen und die Gefühle werden ausgehalten (vgl. Schuchardt 2003, S. 145–146).

2.2 Das Durchgangsstadium

Durch das Durchgangsstadiums steigen die Betroffenen in einer emotionalen, ungesteuerten Dimension, die drei Phasen beinhaltet: Aggression, Verhandlung und Depression. Die Betroffenen empfinden endlose Trauer und Wut, eine starke Emotionalität, die über den Betroffenen kommt und sie können sich nicht dagegen wehren. Nicht selten wollen die Betroffenen in diesem Stadium das Leid beenden, das Sinn des (weiter) Lebens mit der Krankheit geht bei der meisten verloren. Jetzt sind die Betroffenen stark auf fremde Hilfe angewiesen, da sie selbst die Ressourcen sich von der Krise raus zu retten, nicht mehr findig sind (vgl. Schuchardt 1988, S. 28–29).

Erst jetzt in der Phase der Aggression vereinen sich die emotionalen und die kognitiven Anteile der Krise und führen gemeinsam zu einer Erschütterung und Verzweiflung der Betroffenen: *Warum gerade ich...?*. Es ist ein emotionaler Ausbruch, der sich entweder gegen sie selbst oder gegen ihre Umwelt richtet. Der eigentliche Auslöser der Aggression, die Krankheit selbst, bleibt dabei unangreifbar. Das führt dazu, dass die Betroffenen ihren Frust in eine andere Richtung lenken. Unsicherheit, Angst, Spannung und ein starkes Gefühl der Bedrohung nehmen zu und Gefühle der Perspektivlosigkeit, Hilflosigkeit und Überforderung kommen hinzu. Diese Phase führt oft zu falschen Interpretationen von Außenstehenden, eine unangemessene Handlung kann die Krise aber sogar noch vertiefen. Eine positive Begleitung verhindert die Isolierung und die Resignation der Betroffenen und versteht, dass die Aggressivität nur ein Ventil ist, um den Überdruck der Gefühle abzulassen.

Die Aggression ist für die Betroffenen eine wichtige Phase und eine Ressource in der emotionalen Krisenbewältigung. Sie hilft ihnen, handlungsfähig zu werden, auch wenn sie nur verzweifelte Handelnde sind (vgl. Schuchardt 2003, S. 146–147).

Die Aggression drängt die Betroffenen zur Einleitung und Mobilisierung von wahllosen Maßnahmen zu, um sich aus der Machtlosigkeit zu befreien. Diese Maßnahmen bilden die vierte Phase der Krisenspirale, die Verhandlung. Sie ist gekennzeichnet durch paradoxe, antagonistische Handlungen. Auf der einen Seite werden vermehrt Ärzte_innen besucht, in der Hoffnung, dass diese der Diagnose widersprechen, auf der anderen Seite findet eine frenetische Suche nach Wunder-Wegen, die die Krankheit aufhalten oder sogar die Person heilen. Dabei werden alle Ressourcen ausgeschöpft, auch die finanziellen, was dazu führen kann, dass diese Phase die Betroffenen selbst und ihre Familien in den Ruin treibt. Eine optimale Krisenbegleitung bewahrt die Betroffenen davor und vor allem vor der großen Enttäuschung als Folge unwirksamer Maßnahmen. Sie zeigt die Richtung der verfügbaren Ressourcen und hilft den Betroffenen, die eigenen Reaktionen zu verstehen und darauf einzugehen (vgl. Schuchardt 2003, S. 147–148).

Alle Arztbesuche, Heilmittel und Wundermittel erweisen sich früher oder später als unwirksam, die Symptome der chronischen Krankheit bleiben, trotz aller Bemühungen, unverändert oder verschlechtern sich. Die Frage: *Wozu, alles ist sinnlos…?* führt zu einem akuten Gefühl des Versagens, die Betroffenen sinken in die Tiefe der Resignation oder Verzweiflung, die Phase der Depression. Dieser intensive Ausbruch von Gefühlen führt allerdings paradoxerweise zu einer rationalen Auseinandersetzung mit der Krise, da endlich der Verlust der Gesundheit anerkannt wird. Es erfolgen das Loslassen falscher Hoffnungen und der endgültige Verzicht darauf, den Verlust zu leugnen. In der Phase der Depression ist es relevant, dass alle vorhandenen Bewältigungsstrategien und Ressourcen aktiviert werden, um den Weg zur Annahme der chronischen Krankheit zu gestalten (vgl. Schuchardt 2003, S. 148–149).

2.3 Das Zielstadium

Im letzten Stadium, dem Zielstadium, beginnen die Betroffenen, ihren Zustand anzunehmen, eine Wandlung findet statt und sie fangen an, mit der Krise zu leben. Es ist ein aktionales, selbstgesteuertes Stadium, in dem der Auslöser der Krise nicht länger im Vordergrund steht, sondern die Betroffenen wieder damit beginnen, am sozialen Leben aktiv teilzunehmen (vgl. Schuchardt 1988, S. 29–30). Schuchardt teilt dieses Stadium in drei Phasen: die Annahme, die Aktivität und die Solidarität.

Das charakteristische Merkmal der Phase der Annahme ist die willentliche Erfahrung der Grenze. Das kognitiv-emotionale Durchhalten hat die Ressourcen der Betroffenen erschöpft, sie fühlen sich leer und verausgabt.

„Die Betroffenen fühlen sich leer, fast willenlos, aber wie befreit, auf der Grenze: Sie haben ihren Verstand alle Möglichkeiten in allen Richtungen zu Ende ausdenken lassen. Sie haben ihren Verlust über Gegenwärtiges und Zukünftiges reagierend und antizipierend ausgetrauert." (Schuchardt 2003, S. 149)

Die Betroffenen erkennen erst jetzt die vielen Begebenheiten und Erfahrungen, die aus der Auseinandersetzung mit der Krise sich ergeben haben, und arbeiten nicht mehr gegen die Krise, sondern mit ihr. Am Ende ihrer Kampfphasen angekommen, erkennen die Betroffenen, dass sie noch da sind, sie können, sie wollen und nehmen sich mit der Erkrankung an und leben damit als individuelle Eigenart. Sie kämpfen nicht mehr dagegen, sie leben mit der Krise, sind bereit sich neuen Einsichten zu öffnen. Es ist trotzdem keine Bejahung des Verlustes, sondern die Betroffenen lernen, ihr Schicksal anzunehmen.

Mit der Annahme nutzen die Betroffenen ihre Ressourcen nicht mehr ungesteuert, gegen die Krise zu kämpfen, sondern willkürlich dafür und sie erreichen damit die Phase der Aktivität. Die neu gewonnenen Kräfte werden positiv eingesetzt, um etwas Neues zu gestalten, mit dem, was an Möglichkeiten noch vorhanden ist. Sie haben einen neuen Blickwinkel auf Werte und Normen gewonnen und nutzen diesen, um etwas Neues innerhalb des Normen-Werte-Systems der Gesellschaft zu verwirklichen. Damit haben die Betroffenen weniger den Krisenauslöser als sich selbst mittels des Lernprozesses verändert, in der Folge erhalten sie einen Anstoß zur Systemveränderung, Neubewertung und Neuorganisation (vgl. Schuchardt 2003, S. 150).

Nur durch eine positive, angemessene Begleitung können Betroffene die letzte Phase erreichen, die Solidarität. Es ist die Phase, in der sie sich selbst als Begleitende für andere Betroffene engagieren. Sie fühlen sich verantwortlich zu handeln, selbst in der Gesellschaft etwas zu bewirken. Solidarität ist die letzte Phase des Krisenverarbeitungsprozesses und ist durch soziales Engagement gekennzeichnet. Es ist die Zielphase einer erfolgreichen Krisenbewältigung, die bestmögliche soziale Integration und Partizipation. Nur wenige der Betroffenen erreichen diese Phase, die meisten lernen aber immerhin Frieden mit der Krankheit zu schließen und sie anzunehmen (vgl. Schuchardt 2003, S. 151).

Das Krisenmodell von Schuchardt veranschaulicht mit Hilfe der Krisenspirale den hinder-nisreichen Weg der Betroffenen zu seelischem Frieden und einem glücklichen Leben trotz einer chronischen Erkrankung. Viele schaffen es nicht über das erste Stadium hinaus, andere verbleiben jahrelang in einer von Emotionen gesteuerten Phase, die zum Verlust von Fami-lie, Freunden_innen und finanziellen Ressourcen führen kann. Doch es gibt auch viele Men-schen, die es schaffen, die Krise zu bewältigen, und sich in der Folge sogar für andere Be-troffene engagieren, aus Solidarität mit oder für andere Betroffene etwas tun wollen. Schuchardt erkennt, dass der Ablauf und die Abfolge der Spirale durch spezifische Einfluss-faktoren, beispielsweise eine individuelle Lebenswelt und Lebensgeschichte oder die gesell-schaftliche Position, beeinflusst werden können (vgl. Schuchardt 2003, S. 130). Spielt in diesem Zusammenhang ein hohes Kohärenzgefühl überhaupt eine Rolle? Im folgenden Ka-pitel wird das Kohärenzgefühl ausführlich betrachtet, um einen Zusammenhang zum Kri-senmodell nach Schuchardt zu ermöglichen.

3 Salutogenese und das Kohärenzgefühl

Das salutogenetische Model von Antonovsky ist ein komplexes und umfassendes Gesund-heitsmodell. Es bringt eine neue Perspektive in die Betrachtung von Gesundheit und Krank-heit und schließt gleichzeitig soziale Aspekte ein. Das Modell soll die Labilität und Dynamik der Gesundheit darstellen, die weder ein statischer Zustand des Wohlbefindens (vgl. World Health Organisation 2006, S. 1) noch ein Gleichgewicht des Organismus ist. Die Salutoge-nese gibt den Menschen die Selbstverantwortung und Selbstbestimmung über ihre eigene Gesundheit zurück, sie sind damit wieder aktive Teilnehmer an dem, was Gesundheit aus-macht (vgl. Homfeldt/Sting 2006, S. 77).

Salutogenese setzt sich zusammen aus *salus* (lat. für Unverletztheit, Heil, Glück) und *genese* (griech. für Entstehung, Ursprung) (vgl. Kohls 2010, S. 52); das Konzept steht dadurch im Gegensatz zur Pathogenese, die die Entstehung von Krankheiten beschreibt. Antonovsky sucht in seinem Modell nicht nach den Ursachen von Krankheit. Er beschäftigt sich mit den Faktoren und Ressourcen, die den Menschen helfen, trotz Belastungen gesund zu bleiben bzw. wieder gesund zu werden oder sich gesund zu verhalten (vgl. Antonovsky 1997, S. 13).

Das Modell der Salutogenese beinhaltet zwei Kernaussagen, die im Gegensatz zu pathogenetischen Modellen stehen: Gesundheit und Krankheit sind Teil eines Kontinuums und stehen sich nicht als zwei getrennte Pole gegenüber, Krankheit, Schmerz, Stress und Tod sind vielmehr Bestandteile des menschlichen Lebens und nicht Abweichungen von der Normalität (vgl. Franke 2012, S. 170–171). Krankheit wird somit als Prozess verstanden, der einen Mensch sein ganzes Leben lang begleitet. In diesem Sinn ist eine Person im gewissen Ausmaß gesund, solange sie noch lebt (ebd., S. 172).

Der Sense of Coherence (SOC), der in der deutschsprachigen Literatur meist als *Kohärenzgefühl* bezeichnet wird, ist das Kernstück des salutogenetischen Ansatzes und beschreibt eine globale Orientierung. Er drückt aus, in welchem Ausmaß eine Person das durchdringende, andauernde und trotzdem dynamische Gefühl der Zuversicht hat (vgl. Antonovsky 1997, S. 16). Er spielt eine entscheidende Rolle im salutogenetischen Konzept und ist dafür verantwortlich, „welche Position man auf dem Gesundheits-Krankheits-Kontinuum erhält, als auch dafür, dass man sich in Richtung des gesunden Pols bewegt" (Antonovsky, 1997, S. 33). Antonovsky stellt fest, dass Menschen, die unter gleichen ungünstigen Bedingungen leben, unterschiedliche Gesundheitszustände aufweisen, obwohl die äußeren Faktoren die Gesundheit gefährden können (vgl. Antonovsky 1997, S. 72–79). Beim Kohärenzgefühl handelt es sich also um eine individuelle Grundeinstellung, die Gesundheit und Wohlbefinden eines Menschen positiv beeinflusst. Es führt dazu, dass die vorhandenen kognitiv-affektiv-motivationalen Ressourcen effektiver eingesetzt werden (vgl. Bengel u. a. 2001, S. 28). Die Entwicklung des SOC beginnt bereits in der Kindheit und Jugend. Alle Erfahrungen, die ein Mensch in diesem Zeitraum macht, sowohl positive als auch negative, und die Ressourcen, die ihm zur Verfügung stehen, tragen zur Entwicklung eines mehr oder weniger ausgeprägten SOC bei. Etwa im 30. Lebensjahr ist das SOC endgültig entwickelt und Veränderungen sind danach äußerst selten (vgl. Antonovsky 1997, S. 114). Das SOC ergibt sich aus drei Komponenten, die in einem engen Zusammenhang zueinanderstehen und sich gegenseitig beeinflussen.

3.1 Das Gefühl von Verstehbarkeit

Das Gefühl von Verstehbarkeit (Sense of Comprehensibility) umfasst die Fähigkeit, die Ereignisse der inneren und äußeren Umwelt im Laufe des Lebens als konsistente, strukturierte, vorhersehbare und erklärbare Informationen zu verarbeiten. Alle Begegnungen, auch mit chaotischen, ungeordneten, willkürlichen und zufälligen Ereignissen, werden in gewisser Hinsicht als vorhersehbar verstanden.

Sollten sie völlig unerwartet auftreten, besteht zumindest der Glaube, dass sie eingeordnet und erklärt werden können. Das Gefühl von Verstehbarkeit ist ein kognitives Ereignis, das dazu führt, dass die Betroffenen auf einer bewussten und unbewussten Ebene die sonst chaotischen Stimuli anordnen können und davon strukturierte Zusammenhänge schaffen (vgl. Antonovsky 1997, S. 34).

3.2 Das Gefühl von Handhabbarkeit

Das Gefühl von Handhabbarkeit (Sense of Manageability), die zweite Komponente des SOC, ist „das Ausmaß, in dem man wahrnimmt, dass man geeignete Ressourcen zur Verfügung hat, um den Anforderungen zu begegnen" (Antonovsky 1997, S. 35). Anhand dieser Ressourcen können sich die Menschen, die von negativen Ereignissen betroffen sind, durch eigene Kraft oder durch die Ressourcen anderer Menschen aus der Opferrolle retten. Dabei lernen die Betroffenen mit negativen Ereignissen in der Zukunft umzugehen (ebd.). Im Vergleich zu dem Gefühl von Verstehbarkeit ist das Gefühl von Handhabbarkeit ein subjektives Ereignis, da es sich auf einer privaten, individuellen Ebene abspielt. Jede Person hat im Laufe des Lebens ein individuelles Arsenal von Ressourcen gesammelt und gebildet und dadurch eine eigene innere Welt mit Methoden und Strategien aufgebaut, um mit dem Schicksal umzugehen. Diese Ressourcen bestehen nicht nur aus dem, was ein Mensch kann, sondern er erkennt und akzeptiert auch Ressourcen, die aus anderen Quellen stammen, beispielsweise von Freunden_innen, Familie, Partner_innen oder Gott, also von legitimierten Anderen, die vertrauenswürdig sind (ebd.).

3.3 Das Gefühl von Sinnhaftigkeit

Das Gefühl von Sinnhaftigkeit bzw. Bedeutsamkeit (Sense of Meaningfulness) ist die wichtigste Komponente des SOC, da es die motivationale Seite des SOC darstellt. Es ist das Ausmaß, in dem eine Person das Leben selbst als bedeutungsvoll wahrnimmt, sich positiv damit auseinandersetzt und diesen Prozess als wertvoll empfindet (vgl. Antonovsky 1997, S. 35–36).

Kurz, das SOC umfasst eine habituelle Persönlichkeitsdimension, die als Summe aller verfügbaren Ressourcen, sowohl materieller als auch sozialer Unterstützung, körperlicher Konstitution, Bildung, Wissen und Intelligenz definiert wird. Diese Ressourcen sind dabei für die Bewältigung von Stressfaktoren aller Arten – psychosozialer, physischer und biochemischer – notwendig (vgl. Kohls 2010, S. 58; Homfeldt/Sting 2006, S. 78).

Antonovsky betrachtet, ohne in die Tiefe zu gehen, das Thema der Auswirkung eines hohen SOC auf die menschlichen Emotionen in Krisensituationen und stellt drei mögliche Wirkungsweisen vor. In erster Linie wird eine Person mit einem hohen SOC eine Krise eher als eine Herausforderung und weniger als Last empfinden (vgl. Antonovsky 1997, S. 139). Antonovsky vermutetet, dass diese Personen eine andere Qualität von Emotionen erleben als Menschen mit einem niedrigeren SOC. (ebd.) Ein zweites Merkmal eines hohen SOC ist laut Antonovsky das Ausmaß, in dem kritische Emotionen wahrgenommen werden. Er stellt fest, dass Personen mit einem hohen SOC sich ihrer Emotionen eher bewusst sind, diese besser beschreiben und dadurch besser mit ihnen umgehen können (ebd.). Das führt dazu, dass diese Personen auf der einen Seite besser einschätzen können wann ihre Kräfte am Ende sind, und rechtzeitig professionelle Hilfe aufsuchen (vgl. Franke 1997, S. 185). Auf der anderen Seite können Personen mit einem hohen SOC durch das Wahrnehmen der eigenen Emotionen ihre eigenen Ressourcen besser mobilisieren. Antonovsky nennt noch ein letztes Merkmal des emotionalen Verarbeitungsmusters einer Person mit hohem SOC, das sogar einen direkten Einfluss auf die Krisenbewältigung haben könne. Er führt aus, solche Personen werden eher nach einer Lösung für ihre Krise suchen, statt andere deswegen zu beschuldigen (vgl. Antonovsky 1997, S. 139). Solche Eigenschaften sind von großer Bedeutung in der emotionalen, ungesteuerten Dimension des Durchgangsstadiums und könnten den Verlauf dieses Stadiums erleichtern.

Das SOC ist daher keine Persönlichkeitseigenschaft, sondern eine dispositionale Orientierung. Diese zeigt sich nur dann, wenn es um Krisen- und Stresssituationen geht. Personen mit einem hohen SOC neigen dazu, Stressfaktoren genauer zu untersuchen, aktiv nach Ressourcen, die zu seiner Lösung führen, zu suchen, offen für neue Lösungsmöglichkeiten zu bleiben und diese zu akzeptieren (vgl. Franke 1997, S. 184). Das SOC darf also nicht als eine Bewältigungsstrategie per se gesehen werden. Es ist nur der Taktgeber in der Auswahl einer Bewältigungsstrategie und darf als „eine Metacopingstrategie im Sinne einer individuellen Lebensphilosophie" (Kohls 2010, S. 58) verstanden werden.

3.4 Kritik und Erweiterung des Modells

Antonovsky nahm an, dass das SOC irgendwann im früheren Erwachsenenalter, etwa ab dem Alter von 30 Jahren, relativ stabil bleibt (vgl. Antonovsky 1997, S. 114). Diese Hypothese wird heute kritisch hinterfragt, da nach Ansicht der Entwicklungspsychologie die Persönlichkeitsentwicklung ein lebenslanger Prozess ist (vgl. Homfeldt/Sting 2006, S. 79).

Außerdem zeigen verschiedene Studien, dass Menschen bis zum 66. Lebensjahr und solche mit längerer Berufserfahrung höhere Kohärenzgefühlswerte aufweisen als jüngere Menschen und solche mit weniger Berufserfahrung (vgl. Hücker 2014, S. 14). Franke (vgl. 1997, S. 177) und Bengel et al. (vgl. 2001, S. 122, 125) weisen auch auf die Tendenz hin, dass das SOC mit dem Alter ansteigt. Aus diesem Grund wird heute angenommen, dass eine positive Sozialpsychologie das SOC steigern kann und somit eine günstige Krisenverarbeitung erzeugt wird.

Franke (vgl. 2012, S. 180) bemängelt auch die starke Fokussierung Antonovskys auf stressauslösende Situationen, während er die Faktoren, die per se gesundheitsfördernd sind, vernachlässigt. Antonovsky konzentriert sich auf die Ressourcen, die direkt in der Krisenbewältigung involviert sind, während indirekte Ressourcen, beispielsweise persönliche und soziale Ressourcen, im Sinn positiver Gefühle, wie Optimismus, positive Lebenseinstellung, Motivation oder Zielgerichtetheit, keinen Platz in seinem Konzept finden. Franke erweitert den Horizont des SOC, indem sie solche Eigenschaften in dem Modell integriert, und legt zugrunde, dass in der Krisenbewältigung nur ein Teil des SOC die erfolgreiche aktive Adaptation ausmacht. Der andere Teil basiert auf „gesundheits- und adaptationsfördernde[n] Kognitionen, Emotionen und Verhaltensweisen" (ebd., S. 181).

Über die Genese des SOC formuliert Antonovsky selbst keine endgültige Erklärung, letztlich konnte er dazu keine überzeugende Theorie vorlegen. Somit stehen die Wissenschaftler_innen immer noch vor der Frage, warum sich bei manchen Menschen trotz idealer Lebensumstände kein SOC entwickelt, während dies anderen trotz herausfordernder Umstände gelingt (vgl. Kohls 2010, S. 67). Nur marginal erwähnt Antonovsky, dass außer materiellen und finanziellen Mitteln auch immaterielle Aspekte wie „Phantasie, Liebe, Spiel, Bedeutung, Willen und soziale Strukturen" (Antonovsky 1997, S. 27) zu einer Steigerung des SOC beitragen können. Es wird heute angenommen, dass sowohl die finanzielle Sicherheit als auch ein aktives, gesundes und soziales Leben sowie geistliche Merkmale einen Einfluss auf die Hohe und die Stärke des SOC ausüben können (vgl. Kohls 2010, S. 59; Franke 2012, S. 173). In diesem Sinn zeigt sich, wie wichtig die Aufgaben der Sozialen Arbeit in Bezug auf die Entwicklung des SOC sind, nicht nur durch die Schaffung einer finanziellen Grundsicherheit, sondern auch durch die aktive Arbeit an der Entwicklung, Wiederherstellung und Erhaltung der Individualität eines Individuums.

Andere Autoren (vgl. Hafen 2007; Dollinger 2006) stellen sich die Frage, ob überhaupt über eine Saluto*genese* in Antonovskys Modell gesprochen werden kann. Sie gründen ihre Zweifel auf der Feststellung, dass es empirisch unmöglich sei, einen chronisch kranken Menschen als gesund einzustufen. Das SOC sei nur ein Symptom und gleichzeitig die Ursache von Gesundheit und nicht mit Gesundheit gleichzustellen (vgl. Hafen 2007, S. 52; Dollinger 2006, S. 181). In diesem Kontext stellt sich die Frage, ob diese Auffassung nicht stark in der pathogenetischen Orientierung verankert ist. Kann Gesundheit nur durch das Freisein von Krankheit definiert werden, während das Wohlbefinden nicht als Merkmal der Gesundheit wahrgenommen wird? Dabei ist die Salutogenese in diesem Sinn das Gegenteil von Pathogenese, denn sie misst Gesundheit nicht anhand von Labor- oder Untersuchungsergebnissen, sondern durch die persönliche Einschätzung des Gesundheitszustandes, zum Beispiel anhand des eigenen Wohlbefindens. Die Forschungsergebnisse zeigen: Obwohl das SOC wenig Einfluss auf die physische Gesundheit hat, ist es von großer Bedeutung bei der Betrachtung von psychischer Gesundheit. Es gibt somit Auskunft über das Gefühl von Gesundsein, als selbst Beobachtung und Empfinden und nicht nach medizinischem Maß (siehe auch Kapitel 4). Menschen können unter einer chronischen Erkrankung leiden und sich trotzdem als gesund einstufen, das Leben genauso wie gesunde Menschen leben und genießen (vgl. Methfessel 2007, S. 706).

Hafen (2007) kritisiert die Fragestellung des salutogenetischen Modells Was *hält* die Menschen gesund? Diese soll darauf hinweisen, dass Antonovsky selbst kaum von aktiver Genese von Gesundheit ausgeht (ebd., S. 58). Diese Ansicht führt Hafen zu der Schlussfolgerung, dass „die Konzepte der Salutogenese und Pathogenese genauso wenig voneinander zu trennen sind wie Gesundheit und Krankheit" (Hafen 2007, S. 59). Das heißt, dass die Salutogenese ohne Rückgriff auf Krankheiten und Risikofaktoren genauso wenig existiert, wie es Krankheit und Risikofaktoren ohne Bezug auf Gesundheit und deren gesundheitsfördernde Faktoren gibt (vgl. ebd., S. 59). In diesem Sinn ist eine eindeutige salutogenetische Definition von gesundmachenden Ressourcen nicht möglich, da selbst die Ansicht, Ressourcen als Ressourcen zur Krisenbewältigung und das Fehlen oder die Gefährdung von Ressourcen als Ausgangspunkt der Betreuung und Unterstützung zu verstehen, zeigt wie nah Salutogenese und Pathogenese zueinander stehen (ebd., S. 64). Antonovsky selbst sieht dabei die Salutogenese und Pathogenese in einer komplementären Beziehung, trotz seiner Kritik an der Pathogenese. Er kritisiert vor allem die exklusiv pathogenetische Ansicht der Mediziner_innen und bietet durch die Salutogenese eine Alternative an, die nicht als Gegner betrachtet werden soll (vgl. Antonovsky 1997, S. 29–30). Diese Ansicht bietet mehrere Ansatzpunkte und eine größere Palette von Methoden der Krisenverarbeitung, da sowohl die schützenden Ressourcen des SOC als auch die Risikofaktoren der Pathogenese sich gegenseitig gut ergänzen und gemeinsam zu einer optimalen Krisenbewältigung führen. Auf der einen Seite gibt es das SOC, das im Rahmen interdisziplinärer Gesundheitsförderung gesteigert werden kann und eine erfolgreiche Krisenbewältigung ermöglicht, auf der anderen Seite gibt es die Prävention als Grundlage der Vorsorge gegen krisenfördernde Faktoren.

4 Empirischer Forschungsstand

Antonovsky hat das SOC nicht nur als ein theoretisch-konzeptionelles Konstrukt entwickelt, sondern stellt damit auch ein Instrument zur Verfügung, das seine Theorie für empirische Forschungen öffnet. Er hat Interviews mit Probanden_innen, die sich in einer Krisensituation befanden, durchgeführt. Die Ergebnisse seiner Forschung zeigen, dass ein hohes SOC eine positive Auswirkung auf die Grundeinstellung der Probanden_innen bewirkte, da sie eine optimistische Haltung gegenüber bevorstehenden Anforderungen zeigten (vgl. Antonovsky 1997, S. 72–79). Mittlerweile wurden mehr als 200 Studien in dieser Richtung durchgeführt und es konnten in Bezug auf die psychischen Aspekte von Gesundheit, v. a. bei Depressionen und Ängsten, starke Korrelationen festgestellt werden (vgl. Kohls 2010, S. 66). Franke (vgl. Franke 2012, S. 181) führte inzwischen viele weitere Studien durch, zwei Forschungsprojekte zum Konsum von Alkohol und psychotropen Medikamenten bei Frauen, und konnte dabei zahlreiche empirische Belege für diese neue Annahme finden.

Bengel et al. (vgl. Bengel u.a. 2001, S. 47–48, 115–133) stellten eine Zusammenfassung der Forschungsergebnisse über die Zusammenhänge zwischen Krisenbewältigungsverhalten und SOC vor, die deutlichen Korrelationen zwischen einem hohen SOC und aktiven positiven Bewältigungsstrategien nachwiesen. Dabei wurde gleichzeitig festgestellt, dass niedrige SOC-Werte mit depressivem Bewältigungsverhalten, defensivem Abwehrmuster, Hilflosigkeit, negativen Bewältigungsversuchen und Resignation in Verbindung stehen. Hohe SOC-Werte korrelieren dagegen positiv mit Situationskontrollversuchen und aktiven Bewältigungsmustern (vgl. Bengel u.a. 2001, S. 48). Eine neuere Studie von Patienten_innen mit chronischer Niereninsuffizienz bestätigt diese Ergebnisse und konnte signifikante Zusammenhänge zwischen einem kognitiven und seltener depressiven Krisenverarbeitungsmuster und Patienten_innen mit einem hohen SOC feststellen.

Auch Zusammenhänge zwischen sozialer Unterstützung, einer hohen Lebensqualität, positiver Krisenverarbeitung und einem hohen SOC wurden dabei bestätigt (vgl. Wagner 2009, S. 31–32).

Zusammenfassend lässt sich sagen, dass die bisherigen Studien einen engen Zusammenhang zwischen psychischer Gesundheit – v. a. in Bezug auf Angst, defensiven Abwehrmechanismus und Depression – und SOC nachweisen. Die von Antonovsky formulierte These über den direkten Einfluss von SOC auf die physische Gesundheit konnte jedoch nicht zweifellos nachgewiesen werden (vgl. Homfeldt/Sting 2006, S. 79).

5 Auswirkung des Kohärenzgefühls auf den Krisenverlauf nach Schuchardt

Die Personen mit einem starken SOC nehmen, so Antonovsky, die Anforderungen, beispielsweise eine Krise, nicht unbedingt als negativ wahr, da die Erfahrungen, die sie gesammelt haben, beweisen, dass es eine Lösung oder einen Ausweg gibt. Sogar das Vertrauen in die eigenen Ressourcen ist demnach eine Ressource (vgl. Antonovsky 1997, S. 127–128). Ein hohes, stark ausgeprägtes SOC hat Einfluss auf die Möglichkeiten einer Person, auf eine Krisensituation positiv zu reagieren. Das führt dazu, dass sie flexibler mit Anforderungen umgeht und gezielt die angemessenen Ressourcen aktiviert. Das SOC übernimmt in diesem Sinne eine Steuerungsfunktion, da eine Person mit einem hohen SOC aus ihrem Arsenal von Ressourcen die Verarbeitungsstrategie auswählt, die ihr am geeignetsten erscheint (vgl. Bengel u.a. 2001, S. 30). Somit sorgt ein hohes SOC für eine erfolgreiche Bewältigungsstrategie, die wiederum zu emotionaler und psychologischer Verstärkung führt (vgl. Franke 1997, S. 185). Dadurch wird die Abwärtsbewegung innerhalb der Lernspirale nach Schuchardt potenziert und gefördert, da die kognitiv-motivationale Seite in der Krisenbewältigung involviert ist.

Aufgrund der dargestellten theoretischen Grundlagen und Forschungsergebnisse ergibt sich, dass bei hohem SOC die Chancen auf eine positive und erfolgreiche Krisenbewältigung sowie auf einen stetigen und lückenlosen Anstieg der Spirale bis zum Erreichen der Endphase der Spirale nach Schuchardt deutlich steigen. Die empirischen Studien zeigen eindeutig einen positiven Einfluss und einen starken Zusammmenhang zwischen einem hohen SOC und einer aktiven und positiven Krisenbewältigung. Die Studien zeigen auch, dass eine deutliche Minderung des depressiven Bewältigungsverhaltens, defensiver Abwehrmuster, von Hilflosigkeitsgefühlen und negativen Bewältigungsversuchen sowie der

Resignation bei Probanden_innen mit hohem SOC zu beobachten ist. Weiterhin wird eine Krisensituation als Lernprozess betrachtet und bei einer positiven Bewältigung wird diese sogar zu einer Steigerung des SOC beitragen, da die Betroffenen künftige Krisen eher als positive Herausforderungen empfinden (vgl. Hofer 2016, 2017, S. 503). Es besteht daher sowohl eine Wechselwirkung als auch eine gegenseitige Konditionierung und Förderung zwischen einem hohen SOC und der Krisenspirale, die als Lernprozess empfunden wird.

Schuchardt (vgl. 2003, S. 139) erkennt, wie wichtig positive soziale Bedingungen und die Persönlichkeitseigenschaften einer Person für eine erfolgreiche Krisenverarbeitung sind. Sie hat Aspekte genannt, beispielerweise die individuelles Lebenswelt und Lebensgeschichte, gesellschaftliche Position, die Antonovsky, auch wenn nur sparsam, selbst als Determinanten für die Entwicklung eines hohen SOC sieht (vgl. Antonovsky, S. 27). Dabei kann festgestellt werden, dass beide Autoren_innen dasselbe Mittel zur Erfüllung von ihnen benannten Zwecks bzw. Ziel vermuten: Schuchardt für die Bewältigung der Krise, Antonovsky zur Entstehung eines hohen SOC.

Die meisten Autoren_innen, die sich mit dem Modell des Salutogenese beschäftigen, versuchen die Lücke des ursprünglichen Modells zu schließen, indem sie konkrete Beispiele für individuelle und gesellschaftliche Einstellungen und Faktoren finden, die zur Entwicklung und Steigerung des SOC beitragen. Dadurch stellen sie eine auf der Salutogenese basierte Krisenverarbeitung und -intervention dar. Im Rahmen einer solchen Krisenintervention werden Ressourcen, die zum Individuum gehören, gefördert und Ziele definiert und festgelegt. Diese dienen dazu, die Motivation chronisch kranker Menschen zu steigern, damit sie an ihren Ich-Eigenschaften arbeiten und diese weiterentwickeln wollen.

Es folgt eine kurze Zusammenfassung solcher erwünschten individuellen inneren Haltungen und Eigenschaften, die das SOC stärken: das Leben als Herausforderung verstehen, damit die chronische Krankheit als Anstrengung wahrgenommen werden kann, für die es sich lohnt zu kämpfen; Ziele setzen, statt sich treiben zu lassen; solidarisch mit anderen chronisch kranken Menschen werden; die aktive Teilnahme am individuellen und kollektiven Leben anstreben; das Gefühl, durch aktives Tun etwas bewirken zu können; der Glaube, auch in Krisensituationen die Kontrolle bewahren und die Situation meistern zu können; für Neues offen bleiben, Optimismus, Problemlösungskompetenz und Durchhaltevermögen gegenüber Veränderungen und Krisen einsetzen können; in die eigenen Kräfte und Ressourcen vertrauen; sich auf andere Personen verlassen können; Leistungen in Anspruch nehmen, die zu finanzieller Sicherheit führen (vgl. Kohls 2010, S. 59; Franke 2012, S. 173).

In diesem Kontext wird deutlich, dass die individuellen Eigenschaften und die innere Haltung, die mit einem hohen SOC einhergehen, in die gezielten persönlichen Eigenschaften des Zielstadiums nach Schuchardt münden. Zur Folge führt das Steigern des SOC zu einer erfolgreichen Krisenverarbeitung, genauso wie, das Vorhanden dieser Eigenschaften, also ein hohes SOC, zur einen positiven Krisenbewältigung führt.

Die Soziale Arbeit kann die sozialen und gesellschaftlichen Ressourcen (vgl. Homfeldt 2012, S. 494–497), die das SOC stärken, aktiv beeinflussen: Sie kann soziale Leistungen für Menschen in Krisen- und Notsituationen zur Verfügung stellen; kompetente Begleiter_innen und Berater_innen einsetzen sowie an der Erschaffung von politischer und ökonomischer Stabilität und intakten und effektiven Sozialstrukturen mitarbeiten (vgl. Franke 2012, S. 173).

Alle genannten Eigenschaften und Ressourcen stellen Ansatzpunkte und Aufgaben für die Soziale Arbeit im Gesundheitswesen dar. Soziale Arbeit kann da helfen, wo die Ressourcen der Betroffenen zur Krisenbewältigung nicht mehr ausreichen. Sie kann zur Stärkung oder sogar Bildung eines hohen SOC aktiv beitragen: Sie kann Betroffenen dabei helfen, die Stimuli, die sich aus einer Krise ergeben, strukturierter einzuordnen und zu erklären; sie kann externe Ressourcen zur Verfügung stellen; den Betroffenen die eigenen Ressourcen bewusst machen und ihnen dazu verhelfen, über die Krise hinaus in die Zukunft zu schauen sowie die Erkrankung in einem größeren Zusammenhang für das eigene Leben wahrzunehmen.

6 Fazit

Wir leben in einer Gesellschaft, deren Anteil an älteren chronisch kranken Menschen zunehmend ansteigt. Chronische Krankheiten erscheinen Betroffenen angesichts ihrer Unheilbarkeit häufig als unverständlich und kontraproduktiv, sogar lästig. In der Krise, die meist damit einhergeht, werden viele Betroffene allein gelassen, sie leiden unter ihrer Erkrankung und unter Selbstmitleid, ihr Selbstwertgefühl und ihre Selbstakzeptanz sinken, die soziale Teilhabe und materielle Ressourcen reduzieren sich.

Schuchardt versucht mit Hilfe ihrer Krisenspirale einerseits das Phänomen des chronisch Krankseins den Betroffenen, aber auch Medizinern_innen, Beratern_innen, Sozialarbeitern_innen und Angehörigen verständlich zu machen. Das Verständnis soll dabei helfen, die nötigen Hilfsmittel in den jeweiligen Phasen bereitzustellen, selbst wenn es auf den ersten Blick so scheint, als ob Betroffene keinen Bedarf dafür sähen oder zu krank für ein Hilfsangebot wären. Auf der anderen Seite stellt Schuchardt mit ihrem Modell die Krise des Krankseins als Lernprozess dar. Schuchardt betont mehrfach, das Verbleiben in einer der ersten beiden Stadien der Spirale heißt vor allem, dass die Krise noch nicht überwunden wurde und die Betroffenen in einem chronischen Verhalten gefangen sind, das sich kontraproduktiv auf ihr Leben und ihre Gesundheit auswirkt. In diesem Zusammenhang stellt sich die Frage, ob ein hohes SOC eine Lösung für Betroffene darstellen kann. Kann ein hohes SOC die Ab- und Aufwärtsbewegungen innerhalb der Spirale unterbrechen? Kann es dazu führen, dass das Leben mit einer chronischen Krankheit als Lernprozess verstanden wird und dieser Lernprozess gefördert werden kann?

Die Salutogenese mit ihrem Kernstück SOC ist eine Alternative zu der negativen pathogeneseorientierten Definition von Gesundheit. Antonovsky interessiert sich für die Ursache der Gesundheit von Menschen, die trotz starker Belastungen und Krisensituationen ein zufriedenes Leben (weiter)führen. Das SOC ist seiner Ansicht nach die Antwort auf seine Frage, was hält die Menschen trotz Belastungen gesund. Das SOC besteht aus drei Komponenten, die sich gegenseitig beeinflussen: der Verstehbarkeit, dem Ausmaß, in dem eine Person die Welt als verständlich, stimmig und geordnet versteht und Belastungen und Krisen in einem größeren Zusammenhang begreift; der Handhabbarkeit, also dem Vertrauen in die eigene Existenz und in das Vorhandensein eigener oder fremder Ressourcen, die eine Person beim Überwinden ihrer Probleme und Krisen einsetzen kann; der Sinnhaftigkeit, also dem Glauben an die Existenz größerer Ziele im Leben, für die es sich lohnt, sich einzusetzen.

Die Forschungsergebnisse haben gezeigt, dass entgegen Antonovskys Meinung, ein hohes SOC wenig oder keine ausreichende positive Wirkung auf die körperliche Gesundheit hat. Dennoch wirkt sich ein hohes SOC auf die psychische Gesundheit aus, da es sich positiv auf Depression, Angst und Aggressivität niederschlägt. Körperliche Veränderungen, Krisen und Krankheiten greifen tief in das individuelle Selbstverständnis eines Menschen ein, im Kontext eines hohen SOC sind solche Situationen das Signal, zu kämpfen und die inneren und äußeren Ressourcen zu aktivieren. Ein hohes SOC führt zu einer verminderten Lebensangst, was ein emotionales Gleichgewicht in einer Krisensituation bewirkt (vgl. Schiffer 2013, S. 71). Zusammenfassend lässt sich feststellen, dass durch seinen positiven Einfluss auf die emotionalen Phasen während einer Krise eine Aufwärtsbewegung auf der Krisenspirale gefördert wird. Eine erfolgreiche Bewältigung der Krise erleichtert sogar die Bewältigung zukünftiger Belastungssituationen und vermindert somit eine Abwärtsbewegung auf der Krisenspirale, da das SOC dadurch gestärkt wird.

Krisenbewältigung ist erkennbar keine individuelle Arbeit. Die Bewältigung einer Krise ist abhängig von der vorhandenen Unterstützung, von Ich-Eigenschaften und Umweltbedingungen. Soziale Arbeit hat in diesem Kontext die wichtige Aufgabe, Ressourcen und Voraussetzungen bereitzustellen, indem sie positive psychosoziale Rahmenbedingungen schafft. Das soziale Umfeld ist ein wesentlicher Faktor für die Entwicklung eines hohen SOC, wobei das soziale Umfeld einer Person der Arbeitsplatz der an Sozialer Arbeit Beteiligten ist. Durch Beratung und Unterstützung von Menschen, die eine Krise aufgrund einer chronischen Erkrankung durchlaufen, steht die Soziale Arbeit im Gesundheitswesen an der Seite von Medizin und Pflege als wichtige Soll-Komponente zur Krisenbewältigung. Soziale Arbeit kann und soll die Betroffenen bei diesem langen Entwicklungs- und Lernprozess begleiten und unterstützen.

Die vorliegende Arbeit kann aus den folgenden zwei Gründen nur eine begrenzte Aussage treffen. Es wurden keine empirischen Forschungen durchgeführt, die eine eindeutige Auswirkung eines hohen SOC auf das Krisenmodell nach Schuchardt bestätigen oder dementieren könnten. Die Literatur zur Salutogenese beinhaltet unzählige Titel und Autoren_innen mit vielen verschiedenen Perspektiven; sich einen vollständigen Überblick zu verschaffen, würde den Rahmen dieser Arbeit sprengen.

7 Literaturverzeichnis

ANTONOVSKY, Aaron (1997): Salutogenese. Zur Entmystifizierung der Gesundheit Deutsche Herausgabe von Alexa Franke. Tübingen: DGVT Verlag

BENGEL, Jürgen/ STRITTMATTER, Regine/ WILLMANN, Hildegard (2001): Was erhält Menschen gesund? Antonovskys Modell der Salutogenese - Diskussionsstand und Stellenwert. (Forschung und Praxis der Gesundheitsförderung, Bd. 6). Köln: BzgA, erweiterte Neuauflage. https://www.bug-nrw.de/fileadmin/web/pdf/entwicklung/Antonowski.pdf, 21.12.2018

DOLLINGER, Bernd (2006): Salutogenese. Macht über die eigene Gesundheit? In: DOLLINGER B./ RAITHEL J. (Hrsg.): Aktivierende Sozialpädagogik. Wiesbaden: VS Verlag, S. 173-190. DOI: 10.1007/978-3-531-90353-8_12

FRANKE, Alexa (1997): Zum Stand der konzeptionellen und empirischen Entwicklung des Salutogenesekonzepts. In: ANTONOVSKY Aaron: Salutogenese. Zur Entmystifizierung der Gesundheit. Tübingen: DGVT Verlag, S. 169-190

FRANKE, Alexa (2012): Modelle von Gesundheit und Krankheit. Bern: Hans Huber. 3. Überarbeitete Auflage

HAFEN, Martin (2007): Mythologie der Gesundheit. Zur Integration von Salutogenese und Pathogenese. Heidelberg: Carl-Auer Verlag

HAFEN, Martin (2013): Soziale Arbeit und Gesundheit – Chancen und Herausforderungen an der Schnittstelle zweier Funktionssysteme. In: SCHNEIDER, Armin u.a. (Hrsg.): Soziale Arbeit – Forschung – Gesundheit. Forschung: bio-psycho-sozial. (Theorie, Forschung und Praxis der Soziale Arbeit, Bd. 8). Opladen/Berlin/Toronto: Barbara Budrich Verlag, S. 35–48

HOFER, Peter (2016, 2017): Krisenbewältigung und Ressourcenentwicklung. Kritische Lebenserfahrungen und ihr Beitrag zur Entwicklung von Persönlichkeit. Wiesbaden: Springer VS. DOI: 10.1007/978-3-658-15484-4

HOMFELDT, Hans Günther/ STING, Stephan (2006): Soziale Arbeit und Gesundheit. Eine Einführung. München, Basel: Reinhardt

HOMFELDT, Hans Günther (2012): Soziale Arbeit im Gesundheitswesen und in Gesundheitsförderung. In: THOLE, Werner (Hrsg.): Grundriss Soziale Arbeit. Ein einführendes Handbuch. Wiesbaden: VS Verlag. 4.Auflage. S.489-503. DOI: 10.1007/978-3-531-94311-4

HÜCKER, Franz-Josef (2014): Lebenserfahrung und Widerstandsressourcen. In: Sozial Extra. 38 (2). o.O., S. 12–15. DOI: 10.1007/s12054-014-0038-5

KOHLS, Niko (2010): Antonovskys Kohärenzgefühl - Eine säkularisierte und psychologisierte Form von Spiritualität? In: SIGL, Claudia/ OFFENBÄCHER, Martin (Hrsg.): Salutogenese. Gesundbleiben trotz chronischer Krankheit. Was tun, wenn man nichts mehr tun kann? München, Bad Kissingen, Berlin, Düsseldorf, Heidelberg: Pflaum, S. 51–76

LIPPKE, Sonia/ RENNEBERG, Babette (2006): Konzepte von Gesundheit und Krankheit. In: RENNEBERG, Babette/ HAMMELSTEIN, Philipp (Hrsg.): Gesundheitspsychologie. Heidelberg: Springer Medizin Verlag, S. 7-12

MIHM, Andreas (2009): „Morbiditätsprognose 2050": Deutschland 2050 - alt, krank, teuer. In: Frankfurter Allgemeine. Wirtschaftspolitik. o.O. http://www.faz.net/aktuell/wirtschaft/wirtschaftspolitik/morbiditaetsprognose-2050-deutschland-2050-altkrank-teuer-1577021.html, 21.12.2018

METHFESSEL, Barbara (2007): Salutogenese – ein Modell fordert zum Denken heraus. Teil 1: Antonovskys Modell der Salutogenese. In: Ernährungs Umschau. Wissenschaft & Forschung. Original. 54. 2007 o.O., S.704-709. https://www.ernaehrungsumschau.de/fileadmin/Ernaehrungs-Umschau/pdfs/pdf_2007/12_07/EU12_704_709.qxd.pdf, 21.12.2018

PÖTZSCH, Olga/ RÖSSGER, Felix (2015): Bevölkerung Deutschlands bis 2060 - 13. koordinierte Bevölkerungsvorausberechnung. In: Statistisches Bundesamt (Hrsg.): Destatis. Wissen. Nutzen. Wiesbaden: Statistisches Bundesamt. https://www.destatis.de/DE/Publikationen/Thematisch/Bevoelkerung/VorausberechnungBevoelkerung/BevoelkerungDeutschland2060Presse5124204159004.pdf?__blob=publicationFile , 21.12.2018

ROBERT KOCH-INSTITUT (2012): Daten und Fakten: Ergebnisse der Studie "Gesundheit in Deutschland aktuell 2010". In: ROBERT-KOCH INSTITUT (Hrsg.): Beiträge zur Gesundheitsberichterstattung des Bundes. Berlin: Robert-Koch-Institut, S. 67-69. https://www.rki.de/DE/Content/Gesundheitsmonitoring/Gesundheitsberichterstattung/GBEDownloadsB/Geda2010/chronisches_kranksein.pdf?__blob=publicationFile, 21.12.2018

SCHIFFER, Eckhard (2013): Wie Gesundheit entsteht. Salutogenese – Schatzsuche statt Fehlerfahndung. Weinheim und Basel: Beltz Verlag

SCHUCHARDT, Erika (1988): Jede Krise ist ein neuer Anfang. Aus Lebensgeschichten lernen. Düsseldorf: Patmos Verlag. 4. Auflage

SCHUCHARDT, Erika (2003): Krisenmanagement und Integration. (Biographische Erfahrung und wissenschaftliche Theorie, Bd. 1). Bielefeld: W. Bertelsmann Verlag, 8., überarbeitete u. erweiterte Auflage. https://www.die-bonn.de/doks/2003-krisenverarbeitung-01.pdf, 21.12.2018

STÜRMER, Stefan/ SALEWSKI, Christel (2009): Chronische Krankheit als Stigma: Das Beispiel HIV/AIDS. In: BEELMANN, Andreas/ JONAS, Kai J. (Hrsg.): Diskriminierung und Toleranz. Psychologische Grundlagen und Anwendungsperspektiven. Wiesbaden: VS Verlag für Sozialwissenschaften, S. 263–281. DOI: 10.1007/978-3-531-91621-7_13

WAGNER Monika (2009): Kohärenzgefühl, Krankheitsverarbeitung und Lebensqualität bei Dialysepatienten in der Steiermark und daraus resultierende künftige Herausforderungen in die Pflege und Versorgung: Thesis zur Erlangung des Grades Master of Science (MSc), Interuniversitären Kolleg für Gesundheit und Entwicklung Graz / Schloss Seggau. Graz: Monika Wagner. https://www.inter-uni.net/static/download/publication/masterthesen/VT_Wagner_2009_HS_Kohaerenzgefuehl_bei_Dialysepatienten.pdf, 21.12.2018

WORLD HEALTH ORGANISATION (2006): Constitution of the World Health Organisation. Basic Documents. Forty-fifth edition. Supplement. o.O. http://www.who.int/governance/eb/who_constitution_en.pdf, 21.12.2018

WORLD HEALTH ORGANISATION (2016): Zusammenfassung. Weltbericht über Altern und Gesundheit. o.O. http://apps.who.int/iris/bitstream/handle/10665/186468/WHO_FWC_ALC_15.01_ger.pdf;jsessionid=3D1150B9351F94AAA1D4A2D40549B966?sequence=20, 21.12.2018

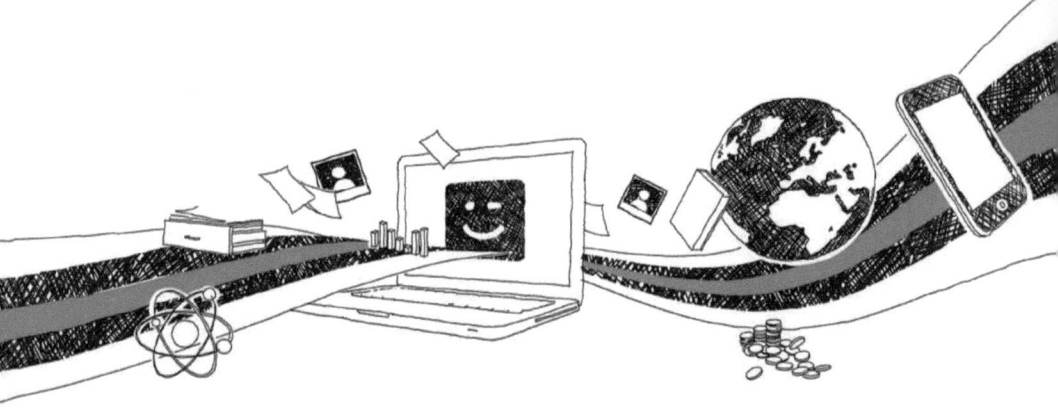
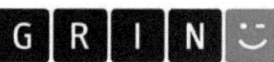